EAUX DE PANTICOSA

ÉTUDE

SUR

LA STATION THERMALE

ET LES

EAUX DE PANTICOSA

(Espagne)

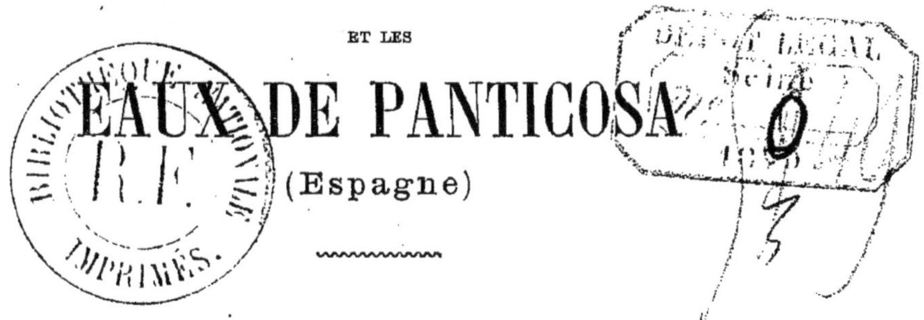

COMMUNICATION FAITE A LA SOCIÉTÉ D'HYDROLOGIE DE PARIS,

DANS LA SÉANCE DU LUNDI 7 MARS 1879

PAR

LE DOCTEUR CLAUDE RAVEAU

MÉDECIN CONSULTANT AUX EAUX DE CAUTERETS (HAUTES-PYRÉNÉES). — PROFESSEUR D'HYGIÈNE A L'ASSOCIATION POLYTECHNIQUE DE PARIS. — MÉDECIN DU CONSULAT DE SIBERIA A PARIS. — MEMBRE TITULAIRE DE LA SOCIÉTÉ D'HYDROLOGIE DE PARIS. — MEMBRE TITULAIRE DE LA SOCIÉTÉ MÉDICO-PRATIQUE DE PARIS. — MEMBRE DE LA SOCIÉTÉ D'HYDROLOGIE DE MADRID. — COMMANDEUR DE PLUSIEURS ORDRES. — MEMBRE DU CONSEIL SUPÉRIEUR DE L'INSTITUT PROTECTEUR DE L'ENFANCE DE PARIS. — PRÉSIDENT HONORAIRE DE L'ACADÉMIE ETHNOGRAPHIQUE DE LA GIRONDE.

A. CLAVERIE, IMPRIMEUR
221, Rue Saint-Jacques, 221
—
PARIS

DU MÊME AUTEUR

1864. Considérations sur des complications survenant dans le cours du Rhumatisme articulaire aigu. — *Péricardite ; — Endocardite ; — Endophlébite.*

1872. Les Cures de Petit lait.

1875. Les Excursions. — *Fatigue* et *Exercice.*

1877. Notions générales de Thérapeutique thermale.

1878. Les Paralysies post-angineuses a Cauterets.

— De la Congestion chronique des Poumons.

1879. Las Perlesias post-anginosas.

— Le Froid. — *Moyens dont l'homme dispose pour réagir ; — Exercice ; — Alimentation ; — Vêtements ; — Chauffage.* (Conférences faites à la Mairie du 6ᵐᵉ arrondissement et à la salle Milton.)

— Étude sur la Station Thermale de Panticosa (Espagne).

— El guia del banista en Cauterets.

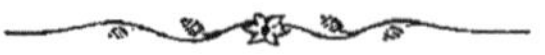

ÉTUDE

SUR

LA STATION THERMALE

ET LES

EAUX DE PANTICOSA

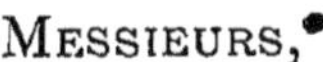

Messieurs,

La longue et brillante discussion qui, l'année dernière, a fait le sujet de la plus grande partie des séances de la Société d'hydrologie médicale de Madrid, avait attiré mon attention et fait naître en moi le désir d'étudier sur place les eaux nitrogénées dont les effets étaient si diversement appréciés.

Pendant un voyage que j'ai fait en Espagne en septembre dernier, M. le docteur Arnus, médecin-directeur de l'établissemeut de Panticosa, en me fournissant un grand nombre de renseignements au sujet des cas observés dans une pratique de trente années; M. Rocatallada, propriétaire des établissements, et M. Ramon Rias, directeur économique des eaux, en me facilitant l'examen détaillé des appareils de balnéation employés; les nombreux malades encore en traitement, en me communiquant les résultats obtenus, m'ont mis à même de recueillir sur ce sujet les notions que j'ai l'honneur de porter aujourd'hui à la connaissance de la Société d'hydrologie de Paris.

L'établissement de Panticosa est situé au centre des Pyrénées espagnoles, sur le versant méridional, dans l'ancien royaume d'Aragon, sur les confins de la province de Huesca, au nord de la vallée de Téna, à 8,500 pieds au-dessus du niveau de la mer. De hautes montagnes, sur lesquelles la neige persiste pendant toute l'année, lui forment une enceinte presque continue, ouverte seulement au midi.

La grosse difficulté pour le malade qui veut se rendre à Panticosa, c'est le voyage à effectuer. S'il s'y rend d'Espagne, le chemin de fer le conduit jusqu'à Huesca et il lui reste de 18 à

24 heures de voiture à subir. S'il vient de France, et veut traverser les Pyrénées, il peut aller en voiture jusqu'à Gavarnie et faire ensuite de 12 à 14 heures de route à dos de mulet; ou passer par les Eaux-Chaudes, aller en voiture jusqu'à Gabas, et prendre là des mulets qui le porteront en 10 heures à la ville de Panticosa, où il trouvera la diligence pour le conduire aux établissement, situés 12 kilomètres plus loin.

Les Sources dont les malades font usage sont au nombre de quatre. On leur a conservé le nom ancien, duquel il ne faut rien préjuger pour les indications.

La Source du Foie (Fuente del Higado) est la plus renommée, c'est celle à laquelle tous, médecins et malades, attribuent la plus large part dans les résultats heureux produits par le traitement ; aussi l'a-t-on surnommée la *Joya preciosa del Establecimiento*, le joyau précieux de l'établissement. — L'eau de cette source est alcaline et gazeuse, elle est classée, en France, parmi les sulfatées sodiques, en Espagne, elle représente le type des eaux nitrogénées sulfatées.

Sa température est de 27° 5, T. c.

1.

L'analyse fournit les données suivantes :

CORPS CONTENUS DANS UN LITRE	Herrera 1839	Durand-Fardel 1860	Rotureau 1864
Gaz nitrogène-azote	644^{cc} 35	710^{cc} 8	1 020^{cc}
	Grammes	Grammes	Grammes
Sulfate de soude. .	0 07475	0 054	0 07995
Chlorure de sodium.	0 02556	0 018	0 02661
Chlorure de magnésie	0 00506	0 003	0 00050
Carbonate de chaux.	0 00482	0 003	0 00049
Silice.	0 01928	0 014	0 00202
Totalité des matières fixes	0 12947	0 092	0 10957

Elle est utilisée en boisson, en bain et pour les inhalations.

C'est particulièrement dans les affections qui sont sous la dépendance d'une augmentation des actions vitales (pour me servir de l'expression la plus près de celle employée par les hydrologues espagnols) qu'elle est le plus souvent employée; ainsi que dans les irritations chroniques des différents organes, des voies respiratoires surtout.

La Source de l'Estomac (Fuente del Estomago) est une sulfureuse sodique.

Sa température est de 29° T. c.

L'analyse faite par le docteur Herrera, avec 28 litres environ d'eau minérale donne la composition suivante :

Sulfure de sodium.	0,0435
Sulfure de calcium	0,0630
Chlorure de sodium	0,0018
Sulfate de soude	1,2241
Carbonate de soude, . . .	0,9630
Silice	0,0416
Matières organiques. . . .	0,6110
Total des matières fixes . .	2,9574
Gaz	7,1290

Nos confrères d'Espagne comparent cette source à la source vieille de Bonnes.

C'est en raison de son action stimulante des systèmes sanguin et lymphatique qu'ils la prescrivent dans l'anémie et la scrofule ; c'est comme modificatrice des sécrétions, qu'ils l'emploient contre les catarrhes chroniques anciens des différents organes, surtout des voies respiratoires, dans la phthisie torpide et les affections de la peau qui ont perdu leur caractère d'acuité.

Elle est employée en boisson, douches et pulvérisations.

La Source de l'Herpes, (*Fuente de los Herpes*) fournit une eau thermale à la température de 27° T. c., qu'ils désignent sous le nom de saline, gazeuse, non acide.

Cette eau, bien que moins riche en principes minéralisateurs et en azote surtout, se rapproche beaucoup par sa composition de celle fournie par la fontaine du Foie.

Les données fournies par l'analyse, sont les suivantes :

CORPS CONTENUS DANS UN LITRE	Herrera 1839	Durand-Fardel 1860	Rotureau 1864	Garcia Lopez 1875
Gaz nitrogène azote .	429cc 32	473cc 8	485cc	Moitié moins que Higado
	Grammes	Grammes	Grammes	
Sulfate de soude. . .	0 0700	0 054	0 07489	
Chlorure de sodium .	0 0289	0 021	0 02682	Les mêmes
Chlorure de magnésie.	0 0072	0 004	0 00074	que
Carbonate de chaux .	0 0137	0 004	0 00193	Higado.
Silice.	0 0169	0 012	0 00186	
Total.. . . .	0 1367			

L'emploi le plus fréquent qui en est fait vise les maladies inflammatoires des organes de la respiration, les éruptions cutanées avec inflammation, chaleur et démangeaison; elle produit également des effets salutaires dans les affections nerveuses. La plupart du temps l'emploi en est combiné avec celui des sources de l'estomac et du foie. — Elle alimente une buvette, un gargarisoir, des cabinets de bains généraux et locaux, une partie de la salle de pulvérisation.

La Source de la Lagune (Fuente de la Laguna) est légèrement ferrugineuse et non gazeuse; sa température est de 26°,35 T. C.

Elle est utilisée en boisson seulement, quelquefois dans la chlorose et l'anémie. Elle facilite la digestion et augmente l'appétit; chez les personnes porteurs d'un estomac ou d'un intestin susceptibles, elle produit des évacuations diarrhéiques.

DES ETABLISSEMENTS

Les établissements dans lesquels se fait l'application des sources que je viens d'énumérer, sont au nombre de quatre principaux, tenus avec le plus grand soin et pourvus des appareils modernes les plus appréciés.

Les *buvettes* se trouvent dans des pavillons spacieux et élégants ; les cabinets de bains sont pourvus de baignoires recevant l'eau minérale par une ouverture pratiquée dans la paroi inférieure, tandis que la petite quantité d'eau ordinaire chauffée, dont l'adjonction est quelquefois reconnue nécessaire, y arrive par un orifice placé dans la paroi latérale, en sa partie moyenne ; disposition qui a pour effet de contribuer à maintenir la température et la composition de l'eau minérale. On y trouve également des cabinets affectés aux bains locaux : bains de jambes, bains de bras, qui souvent opèrent une révulsion fort utile.

La *Salle d'Hydrothérapie* permet de donner, dans les meilleures conditions possibles, les différentes espèces de douches ; elle possède le fauteuil bain de siège en usage dans nos principaux établissement de France. — Les cabinets destinés à la toilette des baigneurs, lés salles de repos, avant et après le bain, ont été disposés pour la plus grande commodité de chacun.

Au centre du principal établissement a été installé un magnifique gargarisoir, à portée duquel se trouve un double réservoir qui fournit l'eau sulfureuse et l'eau azotée employées pour cet usage.

Dans l'établissement installé sur le lieu d'emploi de la source de l'estomac une salle bien aérée a été aménagée pour la pulvérisation. Des appareils Capron fournissant, suivant la prescription du médecin, l'eau sulfureuse ou celle nitrogénée, permettent au malade l'usage de ces deux sources, soit sous formes de douches nazales, oculaires ou pharingiennes, soit sous forme de pulvérisations.

L'aménagement de la salle d'inhalation mérite une mention toute spéciale. Depuis 1873, une pièce spacieuse a été affectée à l'emploi de l'eau de la fontaine du Foie. — Au fond de l'appartement, dans la partie qui fait face à la porte d'entrée, se trouve un bassin hermétiquement clos, qui reçoit l'eau minérale et dont le fond est situé à trois mètres environ au-dessus du niveau de la salle. De la partie inférieure du bassin part un tuyau qui, arrivé au niveau du dallage, se divise en deux conduits décrivant chacun une demi-circonférence ayant comme centre celui de l'appartement. Sur ces conduits circulaires ont été hantés des tubes verticaux qui viennent se terminer sur des tables disposées de manière à permettre l'appui des coudes, après une légère incurvation, par un orifice évasé placé à peu près à la hauteur de la bouche du malade dans la position assise.

A trente centimètres environ au-dessous de cet orifice évasé, et dans l'intérieur du tuyau, existe un système disposé comme des ailes de moulin, formé par des plaques métalliques, réunies sur un axe central, très-mobile, et mis en mouvement par la colonne d'eau qui descend du bassin. C'est sur ces plaques et par le mouvement rapide de rotation qui leur est imprimé que l'eau minérale est pulvérisée, et c'est en ce point que se fait le dégagement gazeux destiné à l'inhalation.

La saison thermale, à Panticosa, commence en juin et se termine au commencement de la première quinzaine de septembre. Contrairement à la pratique suivie dans un grand nombre de stations d'Espagne, la saison d'eau, au lieu d'être limitée à neuf ou dix jours, se prolonge le plus souvent pendant vingt ou trente jours, quelquefois davantage.

Eaux nitrogénées ou *azotées*. — Un grand nombre de nos confrères d'Espagne, au premier rang desquels se trouvent ceux qui exercent près des stations dans lesquelles se fait l'application des eaux riches en azote, ont réclamé pour elles le nom d'eaux nitrogénées, en même temps qu'une place spéciale dans la classification des eaux minérales. Quelques autres ont voulu montrer comme mauvais ce mode de faire qui conduit à considérer, dans un composé d'une formule inimitable et produisant ses effets par l'ensemble de ses éléments composants, un seul facteur agissant d'une manière prépondérante. Je n'ai point l'intention, pas plus que la possibilité, de retracer, dans cette courte communication, les débats complets auxquels a donné lieu cette grande question. Je veux me borner à vous donner, en même temps que le résultat de mes observations, l'avis de ceux qui, dans la discussion, ont pris camp pour les

eaux azotées, et vous faire part des renseignements si intéressants qui m'ont été fort obli-
geamment fournis par le docteur Arnus.

Ce distingué confrère et ceux qui partagent
son avis ne réclament pas le nom d'eau azotée
pour toutes celles qui contiennent de l'azote ; ils
ne l'admettent même pas pour celles qui contiennent, en même temps que de l'azote, une
notable quantité de soufre. Ils pensent que cette
dénomination appartient à celles seules qui :
1º possèdent l'azote comme facteur principal ;
2º déterminent certains effets constants et d'une
nature particulière sur l'organisme sain ; 3º amé-
liorent ou guérissent certains états pathologiques
de diagnostic certain, alors même que le mode
d'action n'est pas entièrement connu.

Pour prouver que les eaux de Panticosa sont
dans ce cas, et que c'est bien de l'azote que
contiennent les eaux des sources du Foie et de
l'Herpès, le docteur Arnus montre, d'abord, que
la masse gazeuse qui se dégage de l'eau minérale, soit spontanément, soit sous l'influence de
la chaleur, est inodore, incolore, insipide ; ensuite
que, recueillie dans un tube à mercure et mise
en contact avec de la potasse caustique, après

avoir été préalablement desséchée, on ne constate pas la présence de l'acide carbonique ni de l'acide sulfhydrique; que d'un autre côté, essayée avec le papier trempé dans une solution d'acide pyrogallique, on ne trouve qu'une quantité très-minime d'oxygène; et qu'enfin elle ne précipite ni la chaux, ni la baryte. Il en conclut qu'un gaz qui se dégage d'une eau minérale, qui est incolore, inodore, insipide, qui n'entretient pas la combustion, qui n'est pas de l'air, ni de l'oxigène, ni de l'acide carbonique, ni de l'acide sulfhydrique, ne peut être que de l'azote. Mais cet azote est dans un état particulier qu'il qualifie d'allotropique, assimilant ce qui se passe ici à ce que l'on observe pour l'ozone, le soufre et le phosphore noirs.

La différence qui existe entre l'azote obtenu dans nos laboratoires et l'azote thermal est mise en évidence par les propriétés que possède ce dernier.

L'azote minéro-médicinal n'est pas susceptible de former les composés nitreux, nitriques et hyponitriques que l'azote commun forme avec l'oxygène.

Pris en inhalation, il produit des modifications constantes et toujours semblables dans la respiration, la circulation et la calorification, presque immédiatement après son emploi; tandis que l'azote commun ne les détermine qu'après un certain nombre d'heures.

L'azote des laboratoires, employé topiquement, diminue la rougeur, la chaleur, la douleur des régions enflammées ; mais à la condition expresse que l'application en sera faite d'une manière continue et à l'abri de l'air. Les mêmes effets se produisent, après quelques minutes de lavages de la partie enflammée avec une eau thermo-azotée.

Une eau distillée ou contenant une certaine quantité de sels fixes, analogues à ceux qu'on trouve dans l'eau de Panticosa, dissout environ 25 c. c. d'azote par litre ; et si on parvient à lui en faire contenir une plus grande quantité à l'aide d'une certaine pression, le dégagement se fait immédiatement après que la pression a pris fin. Dans l'eau dont il s'agit, au contraire, on en trouve vingt-cinq fois plus. Si on la recueille dans un vase à sa sortie de la source, elle se présente limpide, transparente, à moins qu'on ne l'agite. C'est après un certain temps seulement qu'on voit apparaître quelques bulles, et le dégagement de gaz continue pendant un temps fort long. Si on y introduit un corps anguleux, un morceau de sucre, comme on l'a fait en ma présence, le gaz se dégage avec une rapidité et une effervescence qui rappellent ce qui se passe pour le vin de Champagne.

Ces conclusions ont été vivement discutées par les docteurs Silva, Bonilla, Salgado, Garcia, Lopez et Armendariz, qui ont exercé ou qui exercent près des stations où se fait l'applica-tion des eaux nitrogénées, telles que Caldas de Oviedo et Urberuaga de Ubilla. — Le docteur Ji-menes de Pedro, qui pratique à cette dernière sta-tion, a nié que l'azote thermale soit différent de celui des laboratoires; il pense que les analyses faites pour les eaux de Panticosa sont inexactes; les données fournies par la science, suivant lui, amènent à penser qu'aucune eau, à la pression ordinaire, et *à fortiori* celle de Panticosa, en raison de l'altitude, ne peut contenir une quan-tité d'azote égale à celle signalée dans l'eau de la fontaine del Higado. Disons en terminant que les deux sources que nous venons de citer sont situées à quelques mètres seulement au niveau

de la mer, tandis que Panticosa est à 8,500 pieds.
— Nous nous bornons aujourd'hui à signaler
ces contradictions sur lesquelles nous nous pro-
posons de revenir.

ACTION PHYSIOLOGIQUE

Les effets physiologiques produits par l'eau
de Panticosa, sur l'homme en état de santé,
portent, à des degrés différents, sur tout l'organisme.

Du côté du tube digestif, on n'observe rien de
bien particulier. Après quatre ou cinq jours,
quelquefois l'usage de la boisson provoque une
légère diarrhée qui est attribuée moins à la qua-
lité qu'à la quantité d'eau ingérée par certains
malades avides de guérison. Quand elle sur-
vient au bout de vingt ou trente jours de traitement, cette diarrhée est un signe de suturation.

Du côté de l'appareil génito-urinaire on constate l'alcalinisation de l'urine et un peu d'ana-
phrodisie. L'augmentation de la quantité d'urine
rendue en vingt-quatre heures est sous la même
dépendance que la diarrhée survenant pendant
les premiers jours.

L'irritabilité nerveuse est diminuée après très-peu de temps. Un seul bain de quinze minutes, à 31° T. C., suffit souvent pour diminuer considérablement les douleurs de la cage thoracique, névralgiques et errotiques, dont souffrent si fréquemment les malheureux phthisiques.

Après quatre ou cinq jours de traitement les baigneurs éprouvent, surtout à la suite des inhalations, une tendance au sommeil, de l'inaptitude au travail.

Chez un sujet à l'état normal qui se soumet à l'inhalation, on constate que cinq ou six minutes après le commencement de la séance, les mouvements du cœur diminuent en nombre; qu'après une heure, le nombre des pulsations a diminué de dix à douze par minute, et enfin qu'il est besoin de trois ou quatre heures pour le retour à la fréquence du début.

Le même phénomène de ralentissement, peut-être plus marqué, s'observe du côté de la respiration. Si le nombre des mouvements respiratoires était de dix-huit à vingt par minute, il descend à quatorze ou quinze après une heure d'inhalation; puis il retourne lentement à sa fréquence initiale. Il est d'observation constante qu'après ces séances, la respiration se fait plus librement, que la toux que provoquaient les inspirations profondes disparaît, et qu'il est possible, à celui qui y a été soumis, de rester volontairement pendant un temps plus long sans respirer. Tel qui, avant d'en faire usage, ne pouvait facilement mettre un intervalle de dix à quinze secondes entre chaque inspiration, peut rester ensuite, sans en être incommodé, vingt-cinq, trente, voire même quarante secondes sans introduire d'air dans son poumon.

Au fur et à mesure que la fréquence du pouls et de la respiration diminue, pendant l'inhalation, la chaleur périphérique du corps s'accroît d'un demi, des quatre cinquièmes d'un degré, voire même d'un degré; puis, la séance terminée, l'ordre de chose inverse est observé.

Tels sont les phénomènes constants éprouvés après cinq ou six jours de résidence, c'est-à-dire après l'accoutumance par ceux qui font usage des eaux. Ils ont été bien souvent vérifiés par le docteur Arnus; j'ai entendu nombre de valétudinaires les accuser.

Les effets signalés par le docteur Garcia Lopez sont sensiblement différents de ceux que je

viens de citer. Selon lui, le premier et principal
phénomène accusé serait une céphalalgie qui
fatigue beaucoup les personnes nerveuses; une
augmentation du nombre des pulsations (5 ou
6 par minute), une diminution de la calorification avec tendance au refroidissement des ex-
trémités; une diminution de fréquence de la
respiration; une fatigue excessive pour monter
un escalier ou presser le pas en marchant;
quelquefois, mais rarement, des vertiges, des
vomissements.

Le docteur Arnus reconnaît qu'il observe, à
un degré plus ou moins marqué, ces phénomènes chez tous ceux qui, malades et bien por-
tants, arrivent à Panticosa; mais il les a toujours vus se dissiper après cinq ou six jours.
Pour lui, ils doivent être considérés comme
étant sous l'influence de l'altitude et sont bien
différents de ceux que j'ai énuméré précédem-
ment; ceux-ci étant la traduction vraie de l'action du traitement par les eaux nitrogénées.

APPLICATIONS THÉRAPEUTIQUES

Les inflammations catarrhales, aiguës ou chroniques des muqueuses nasale et oculaire, cèdent très-rapidement à l'application de l'eau azotée sur la partie malade.

Cette action est très-manifeste contre les états aigus; on observe fréquemment la disparition, en deux ou trois jours, soit d'un coryza s'accompagnant d'un sentiment de plénitude très-pénible, avec écoulement d'un liquide séreux et abondant; soit d'une ophthalmie accompagnée de gonflement des glandes de Meibomius avec larmoiement produisant l'escoriation de la peau.

Cette application d'une eau minérale dans une affection aigüe, nous semble digne d'attirer, d'une manière toute particulière, l'attention des hydrologues.

Contre les états chroniques, avec granulations de la conjonctive, on peut, grâce à l'action antiphlogistique de l'eau, répéter chaque jour les attouchements avec le caustique; ce qui facilite une guérison plus prompte. Les moyens mis en usage dans ces cas sont : la douche nasale, oculaire ou pharyngienne avec l'eau azotée, ou encore la pulvérisation.

Dans les cas chroniques, quand il est besoin de produire une inflammation substitutive, on fait alterner les douches d'eau azotée avec celles d'eau sulfureuse.

Les eaux nitrogénées de Panticosa produisent sur les inflammations pharyngo-laryngiennes des effets identiques à ceux que nous venons d'indiquer. Après un nombre relativement restreint de séances de pulvérisations ou de douches, ceux dont la muqueuse était lisse, sèche, recouverte de mucosités adhérentes, dont les cordes vocales présentaient l'aspect chassieux et qui devaient à chaque instant faire entendre le *hem* bien connu, éprouvent un changement en bien très-voisin de la guérison. Le sentiment pénible qui provoque le *hem* disparaît ; la voix, de rauque, devient claire.

Les affections du larynx, portées par des tuberculeux, sont influencées diversement suivant l'état. Ceux chez lesquels les granulations tuberculeuses existent dans le larynx dès le début

ne peuvent prétendre à aucune amélioration.
Ceux au contraire qui sont atteints de cette va-
riété de laryngite, survenant dans la phthisie,
et que le docteur Arnus, avec le professeur
Jaccoud, appelle la laryngite des tuberculeux,
obtiennent rapidement la disparition, ou tout au
moins la diminution de l'hypérémie cause de
leur mal. Pourvu toutefois que la maladie ne
soit pas parvenue à une période trop avancée,
dans laquelle on voit survenir l'œdème sus-
glottique, l'ulcération ou la destruction des par-
ties profondes, et contre laquelle les eaux sont
non-seulement inutiles mais nuisibles.

Tous ceux qui ont été en position d'observer
les résultats obtenus à Panticosa, s'accordent
pour reconnaître les bons effets produits dans la
phthisie pulmonaire. Le professeur Jaccoud,
dans sa clinique, rapporte l'amélioration éprou-
vée par trois malades auxquels il avait con-
seillé ces eaux. C'est dans les phthisies primitives
qu'il les considère comme salutaires et indi-
quées. La plupart de nos confrères d'Espagne
les jugent utiles dans la tuberculose au début.
L'éminent praticien de Panticosa, tout en les
reconnaissaut incapables d'agir sur le terbei-

cule et d'empêcher l'évolution, en envisage l'indication à un autre point de vue ; pour lui, quand le mal est généralisé, quand il occupe la plus grande partie de la surface pulmonaire, il y a contre indication formelle, quelle que soit la période à laquelle se trouve la maladie ; il y a par contre des résultats heureux à espérer, avec une certitude relative, à toutes les périodes de l'affection, si la partie envahie est limitée.

Dans la période prodromique, quand il s'agit d'un sujet jeune, débile, qui a grandi rapidement, chez lequel le cou est grêle, le diamètre horizontal de la poitrine inférieur à la normale, présentant un peu de rudesse de la respiration, avec expiration prolongée, ou même quelques râles sous-crépitants à la région sous-claviculaire, la gérison est la règle, sinon en une, du moins en deux ou trois saisons. Dans ce cas l'action puissamment sédative des eaux et des gaz sur la muqueuse respiratoire fait disparaître la disposition à s'enflammer que possèdent la muqueuse et le tissu conjonctif qui l'environne. Il y a alors, pour ainsi dire, suppression de l'action nocive du tubercule qui, s'il existe, s'enkiste ou évolue seul. D'un autre côté, l'influence du climat tonique et de l'altitude, détermine une hypérémie périphérique qui tend à diminuer la fluxion qui se fait ordinairement dans son voisinage.

Dans les phthisies chroniques, ulcérées, les résultats obtenus dépendent de l'étendue de la lésion. L'eau, prise en boisson, à doses fractionnées, produit toujours un relèvement de l'appétit, des fonctions digestives et finalement des forces.

La toux et l'expectoration son profondément modifiées par le traitement thermal. Si la toux est sèche, convulsive, péniblement suivie d'un crachat minime, elle diminue sous l'influence de l'action sédative que les inhalations produisent sur les filets terminaux du pneumo-gastrique. Si la toux est grasse et l'expectoration abondante, avec crachats visqueux, compactes, non aérés, on voit peu à peu s'opérer la modification sous l'influence de l'emploi combiné des différentes sources. Les crachats deviennent plus fluides, aérés ; puis la quantité des produits expectorés diminue pour disparaître ensuite.

En résumé, le traitement suivi à Panticosa, a pour résultat : 1º de diminuer ou de supprimer

l'irritation que, par contact ou hypérémie colla-
térale, produit le tubercule qui, dans ce cas,
cesse de s'étendre, puisqu'il ne se développe
presque jamais sans un état fluxionnaire pré-
existant; 2° de favoriser l'élimination des produits de l'évolution pathologique; 3° d'augmen-
ter la nutrition générale, c'est-à-dire, la force de
résistance.

On observe en outre une diminution de l'état
fébrile. Ce dernier effet est dû, selon le docteur
Arnus, à l'introduction dans les bronches d'une
plus grande quantité d'azote, qui se substitue à
une partie de l'oxygène, et diminue ainsi les
éléments dont l'oxydation a besoin pour produire la chaleur.

L'étude dont j'ai l'honneur de donner communication à la Société d'hydrologie, résume
les idées et les opinions émises par plusieurs
hydrologues espagnols qui exercent près des
stations où l'on emploie les eaux nitrogénées;
par le médecin-directeur des eaux de Panticosa
en particulier. — Ce travail ne peut qu'être im-
parfait, en raison de l'état de la question et de
l'étendue que comporte cette communication.
Certaines notions, se rapportant à l'azote ther-

mal, à sa manière d'être, à la différence qu'il présente avec l'azote commun, à son action physiologique et thérapeutique, sont déjà acquises, en partie du moins. On peut prévoir les ressources que ces eaux sont susceptibles d'offrir dans certaines affections aiguës, dans certaines formes de phthisie pulmonaire.

Paris, — Imp. CLAVERIE, rue Saint-Jacques, 221